全国伤害监测数据集
（2022）

中国疾病预防控制中心慢性非传染性疾病预防控制中心 ◎ 主编

科学技术文献出版社
SCIENTIFIC AND TECHNICAL DOCUMENTATION PRESS

·北京·

图书在版编目（CIP）数据

全国伤害监测数据集. 2022 / 中国疾病预防控制中心慢性非传染性疾病预防控制中心主编.—北京：科学技术文献出版社，2024.1
ISBN 978-7-5235-1262-3

Ⅰ. ①全… Ⅱ. ①中… Ⅲ. ①公共卫生—卫生监测—统计数据—中国—2022 Ⅳ. ① R115

中国国家版本馆 CIP 数据核字（2024）第 061786 号

全国伤害监测数据集（2022）

策划编辑：崔　静　梅　玲　责任编辑：崔　静　梅　玲　责任校对：张永霞　责任出版：张志平

出　版　者	科学技术文献出版社
地　　　址	北京市复兴路15号　邮编 100038
出　版　部	（010）58882943，58882087（传真）
发　行　部	（010）58882868，58882870（传真）
邮　购　部	（010）58882873
官　方　网　址	www.stdp.com.cn
发　行　者	科学技术文献出版社发行　全国各地新华书店经销
印　刷　者	北京虎彩文化传播有限公司
版　　　次	2024 年 1 月第 1 版　2024 年 1 月第 1 次印刷
开　　　本	787×1092　1/16
字　　　数	62千
印　　　张	3
书　　　号	ISBN 978-7-5235-1262-3
定　　　价	15.00元

版权所有　违法必究

购买本社图书，凡字迹不清、缺页、倒页、脱页者，本社发行部负责调换

全国伤害监测数据集
（2022）

编写委员会

主　编　郭浩岩　段蕾蕾

副主编　汪　媛　叶鹏鹏

编　委（以姓氏拼音为序）

　　　　陈思怡　邓　晓　耳玉亮　纪翠蓉
　　　　金　叶　李　子　张　琳

前 言

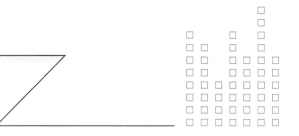

  伤害是全球第三位主要死因，伤害所造成的疾病负担占全球疾病负担的10.2%，是各国面临的一个重要的公共卫生问题。在我国，伤害是人群第五位死亡原因，每年需急诊和住院治疗的伤害患者超过2 000万人，导致了巨大的疾病负担。

  收集伤害基础性信息是伤害预防与控制的基础，持续、稳定、良好运转的伤害监测系统是收集伤害基础性信息的最佳途径。全国伤害监测系统是我国伤害信息收集领域中的一项开创性的工作。2003—2005年，中国疾病预防控制中心慢性非传染性疾病预防控制中心（以下简称"中国疾控中心慢病中心"）以世界卫生组织《伤害监测指南》为依据，结合我国的具体情况，在全国11个省市开展了伤害监测试点工作，深入探索了在我国开展以医院为基础的伤害监测工作的可行性及相应的工作模式，并对监测结果进行了分析和总结。鉴于伤害监测试点工作取得的成功经验及伤害相关信息收集工作的紧迫性，卫生部于2005年8月下发了《卫生部办公厅关于开展全国伤害监测工作的通知》，明确了全国伤害监测系统的主要目的、工作方法、管理模式及各级职责。全国伤害监测工作于2006年1月在全国36个省、市、自治区、直辖市、计划单列市（不包括港澳台地区）的43个监测点（县/区）的126家监测医疗卫生机构全面展开。2015年7月，为进一步拓展和完善全国伤害监测系统，全国伤害监测系统监测点（县/区）扩增至84个，监测医疗卫生机构增至252家。2019年5月，国家卫生健康委疾病预防控制局印发《重大疾病与健康危害因素监测项目（疾控部分）工作方案（2019版）》，全国伤害监测系统监测点（县/区）扩增至100个，监测医疗卫生机构增至300家。2022年9月，国家疾病预防控制局印发《全国学生常见病和健康影响因素监测与干预工作方案（2022年版）和全国伤害监测项目工作方案（2022年版）》，全国伤害监测系统监测点（县/区）扩增至109个，监测医疗卫生机构增至310家。

  本数据集是对2022年全国伤害监测系统上报病例的汇总和分析，正文部分分为四章，第一章概述，主要包括全国伤害监测系统简介、数据报告流程，以及数据基本情况；第二章至第四章为数据表格，分别介绍人口学特征、伤害事件基本情况、伤害相关临床特征。

  全国伤害监测系统的正常运转得到了各省（自治区、直辖市）及计划单列市卫生行政部门及疾病预防控制机构的大力支持。在此，向为全国伤害监测工作及撰写本数据集付出努力的全体同人表示由衷的感谢！

编　者

2023年12月

目 录

第一章 概述 ·· 1
  一、全国伤害监测系统简介 ··· 1
  二、数据报告流程 ··· 1
  三、数据基本情况 ··· 2
    （一）患者一般信息 ·· 2
    （二）伤害事件基本情况 ·· 2
    （三）伤害临床信息 ·· 2
    表1　2022年全国伤害监测系统上报病例情况 ································ 2

第二章 人口学特征 ·· 3
  一、年龄构成 ··· 3
    表2　2022年全国伤害监测系统病例分性别的年龄构成 ···················· 3
    表3　2022年全国伤害监测系统病例分城乡的年龄构成 ···················· 4
    表4　2022年全国伤害监测系统病例分东、中、西部地区的年龄构成 ··· 5
  二、职业构成 ··· 6
    表5　2022年全国伤害监测系统病例分城乡、性别的职业构成 ············ 6
  三、受教育程度构成 ·· 7
    表6　2022年全国伤害监测系统病例分城乡、性别的受教育程度构成 ··· 7

第三章 伤害事件基本情况 ·· 9
  一、伤害发生原因 ··· 9
    （一）不同年龄组病例的伤害发生原因 ··· 9
    表7　2022年全国伤害监测系统病例分年龄的伤害原因构成 ············· 10
    （二）不同地区、性别病例的伤害发生原因 ································· 12
    表8　2022年全国伤害监测系统病例分监测点的伤害原因构成 ·········· 12
    表9　2022年全国伤害监测系统病例分城乡、性别的伤害原因构成 ···· 17
    表10　2022年全国伤害监测系统病例分东、中、西部地区和性别的伤害原因构成 ··· 18

（三）不同职业病例的伤害发生原因 ··· 20
　　　表 11　2022 年全国伤害监测系统不同职业病例的伤害原因构成 ······················· 20
　　（四）不同伤害原因病例的特征 ··· 22
　　　表 12　2022 年全国伤害监测系统不同伤害原因病例发生地点构成 ···················· 22
　　　表 13　2022 年全国伤害监测系统不同伤害原因病例发生时活动构成 ················· 24
　　　表 14　2022 年全国伤害监测系统不同伤害原因病例伤害意图构成 ···················· 26
　　　表 15　2022 年全国伤害监测系统不同伤害原因病例伤害性质构成 ···················· 27
　　　表 16　2022 年全国伤害监测系统不同伤害原因病例伤害部位构成 ···················· 28
　　　表 17　2022 年全国伤害监测系统不同伤害原因病例伤害累及系统构成 ·············· 29
　　　表 18　2022 年全国伤害监测系统不同伤害原因病例伤害严重程度构成 ·············· 30
　　　表 19　2022 年全国伤害监测系统不同伤害原因病例伤害结局构成 ···················· 31
　二、伤害发生时间 ·· 32
　　　表 20　2022 年全国伤害监测系统病例分城乡的伤害发生月份构成 ···················· 32
　三、伤害发生地点 ·· 32
　　　表 21　2022 年全国伤害监测系统病例分城乡的伤害发生地点构成 ···················· 32
　四、伤害发生时的活动 ·· 33
　　　表 22　2022 年全国伤害监测系统病例分城乡、性别的伤害发生时的活动构成 ······ 33
　五、伤害意图 ··· 34
　　　表 23　2022 年全国伤害监测系统病例分城乡、性别的伤害意图构成 ·················· 34
　　　表 24　2022 年全国伤害监测系统病例分年龄的伤害意图构成 ·························· 35

第四章　伤害相关临床特征 ·· 36
　一、伤害部位 ··· 36
　　　表 25　2022 年全国伤害监测系统病例分性别、是否死亡的伤害部位构成 ··········· 37
　　　表 26　2022 年全国伤害监测系统病例分城乡的伤害部位构成 ·························· 38
　二、伤害性质 ··· 38
　　　表 27　2022 年全国伤害监测系统病例分性别的伤害性质构成 ·························· 38
　三、伤害严重程度 ·· 39
　　　表 28　2022 年全国伤害监测系统病例分城乡的伤害严重程度构成 ···················· 39
　四、伤害结局 ··· 39
　　　表 29　2022 年全国伤害监测系统病例分性别的伤害结局构成 ·························· 39
　　　表 30　2022 年全国伤害监测系统病例分城乡的伤害结局构成 ·························· 39

第一章
概述

一、全国伤害监测系统简介

全国伤害监测系统是以医院为基础的伤害监测系统，通过收集监测医疗卫生机构急、门诊室就诊的伤害病例，反映急、门诊就诊伤害病例的基本情况和变化趋势。该系统是我国伤害信息收集系统的重要组成部分，可以描述我国伤害的流行情况，为制定伤害预防与控制策略、合理配置卫生资源提供可靠的依据。

该系统自2006年启动，由全国伤害监测系统43个监测点（城市监测点20个、农村监测点23个）的126家监测医疗卫生机构构成，分布于全国31个省（自治区、直辖市）和5个计划单列市。2015年7月，为进一步拓展和完善全国伤害监测系统，监测点扩增至84个（城市监测点51个、农村监测点33个），监测医疗卫生机构增至252家。2019年5月，全国伤害监测系统监测点进一步扩增至100个（城市监测点59个、农村监测点41个），监测医疗卫生机构增至300家。2022年9月，全国伤害监测系统增设10家儿童专科医疗卫生机构，监测点扩增至109个（城市监测点70个，农村监测点39个），监测医疗卫生机构增至310家。全国伤害监测系统采用医疗卫生机构急诊室和伤害相关门诊的医护人员填报统一制定的《全国伤害监测报告卡》或《儿童伤害监测报告卡》，经由各级疾病预防控制机构逐级上报的方式，收集当地监测医疗卫生机构急、门诊就诊伤害首诊病例的相关信息。

二、数据报告流程

病例报告对象是在监测医疗卫生机构所有相关科室就诊并被诊断为伤害的首诊患者。伤害病例登记使用由中国疾控中心慢病中心统一制定的《全国伤害监测报告卡》或《儿童伤害监测报告卡》，由各监测医疗卫生机构医生和护士填报。监测点县（市、区）级疾控机构负责每月收集当地伤害监测医疗卫生机构填报的伤害病例报告卡，录入数据库，每季度上报所属省（自治区、直辖市）和计划单列市疾控机构，并负责伤害病例报告卡的保存和管理。全国各省（自治区、直辖市）和计划单列市疾控机构每季度将审核后的监测数据库报送中国疾控中心慢病中心。

三、数据基本情况

2022年,全国伤害监测系统共上报伤害病例 1 613 918 例次,其中三级医院上报数量最多,占 46.29%;其次为二级医院,占全部上报数量的 44.86%。考虑到 2022 年全国伤害监测系统新增的 10 家儿童专科医疗卫生机构工作启动时间较晚,全年数据上报不完整,本数据集未将儿童专科医疗卫生机构数据纳入分析。

(一)患者一般信息

男性病例占全部病例数量的 58.59%,多于女性(41.41%);30~34 岁组人群占比最高,约为 9.11%;城市地区的病例占全部病例数量的 74.72%,高于农村地区(25.28%);东部地区的病例占全部病例数量的 57.51%,多于西部地区(27.78%)和中部地区(14.71%);病例的职业以在校学生为主(16.47%),其次为商业/服务业人员(13.73%)和专业技术人员(12.57%);病例的受教育程度以初中为主(26.44%),其次为高中/中专(20.91%)和小学(19.37%)。

(二)伤害事件基本情况

伤害原因以跌倒/坠落为主(40.90%),其次为道路交通伤害(14.69%)、动物伤(12.92%)和钝器伤(12.05%);伤害发生月份主要集中在 5—7 月(29.40%);伤害发生地点以家中为主(39.19%),其次为公路/街道(23.07%);伤害发生时的活动以休闲活动为主(36.45%),其次为驾、乘交通工具(13.29%)和工作(11.95%);伤害意图以非故意(意外事故)为主(96.01%)。

(三)伤害临床信息

伤害性质以挫伤/擦伤为主(37.60%),其次为锐器伤/咬伤/开放伤(28.56%)、骨折(13.37%)和扭伤/拉伤(10.17%);伤害部位以上肢为主(29.60%),其次为头部(25.29%)和下肢(24.78%);伤害累及系统以运动系统为主(57.43%),其次为其他(18.10%)和中枢神经系统(10.79%);伤害严重程度以轻度为主(76.91%);伤害结局以处理后离院为主(85.98%)。

表1 2022 年全国伤害监测系统上报病例情况

级别	医院		上报病例		非死亡病例		死亡病例	
	个数	构成比/%	例数	构成比/%	例数	构成比/%	例数	构成比/%
三级医院	75	25.00	747 052	46.29	746 615	46.29	437	50.87
二级医院	107	35.66	724 048	44.86	723 715	44.87	333	38.77
一级医院	5	1.67	6 057	0.38	6 049	0.38	8	0.93
社区卫生服务中心	20	6.67	12 802	0.79	12 802	0.79	0	0.00
中心乡卫生院	57	19.00	78 548	4.87	78 482	4.87	66	7.68
普通乡卫生院	36	12.00	45 411	2.80	45 396	2.81	15	1.75
合计	300	100.00	1 613 918	100.00	1 613 059	100.00	859	100.00

注:构成比的数值为修约后数值(以下相关表同)。

第二章 人口学特征

一、年龄构成

表2 2022年全国伤害监测系统病例分性别的年龄构成

年龄组/岁	合计		男性		女性	
	例次	构成比/%	例次	构成比/%	例次	构成比/%
0	5 025	0.30	2 834	0.30	2 191	0.33
1~4	103 408	6.40	61 712	6.53	41 696	6.24
5~9	124 763	7.73	77 764	8.22	46 999	7.03
10~14	97 587	6.05	66 295	7.01	31 292	4.68
15~19	88 691	5.50	58 426	6.18	30 265	4.53
20~24	102 329	6.34	60 306	6.38	42 023	6.29
25~29	122 414	7.58	73 553	7.78	48 861	7.31
30~34	146 955	9.11	91 027	9.63	55 928	8.37
35~39	123 453	7.65	75 980	8.04	47 473	7.10
40~44	104 957	6.50	63 259	6.69	41 698	6.24
45~49	113 060	7.01	66 376	7.02	46 684	6.98
50~54	131 658	8.16	75 020	7.93	56 638	8.47
55~59	113 477	7.03	63 042	6.67	50 435	7.55
60~64	61 824	3.83	31 990	3.38	29 834	4.46
65~69	63 194	3.92	30 378	3.21	32 816	4.91
70~74	44 193	2.74	20 363	2.15	23 830	3.57
75~79	28 016	1.74	11 913	1.26	16 103	2.41
80~84	20 355	1.26	8 229	0.87	12 126	1.81
85~	18 559	1.15	7 102	0.75	11 457	1.72
合计	1 613 918	100.00	945 569	100.00	668 349	100.00

表3　2022年全国伤害监测系统病例分城乡的年龄构成

年龄组/岁	合计		城市		农村	
	例次	构成比/%	例次	构成比/%	例次	构成比/%
0	5 025	0.30	4 484	0.37	541	0.13
1~4	103 408	6.40	81 032	6.72	22 376	5.48
5~9	124 763	7.73	96 282	7.98	28 481	6.98
10~14	97 587	6.05	72 860	6.04	24 727	6.06
15~19	88 691	5.50	66 595	5.52	22 096	5.42
20~24	102 329	6.34	84 980	7.05	17 349	4.25
25~29	122 414	7.58	99 998	8.29	22 416	5.49
30~34	146 955	9.11	115 148	9.55	31 807	7.79
35~39	123 453	7.65	93 939	7.79	29 514	7.23
40~44	104 957	6.50	78 365	6.50	26 592	6.52
45~49	113 060	7.01	81 478	6.76	31 582	7.74
50~54	131 658	8.16	92 395	7.66	39 263	9.62
55~59	113 477	7.03	78 770	6.53	34 707	8.52
60~64	61 824	3.83	42 543	3.53	19 281	4.73
65~69	63 194	3.92	42 104	3.49	21 090	5.17
70~74	44 193	2.74	28 511	2.36	15 682	3.84
75~79	28 016	1.74	18 623	1.54	9 393	2.30
80~84	20 355	1.26	14 273	1.18	6 082	1.49
85~	18 559	1.15	13 493	1.14	5 066	1.24
合计	1 613 918	100.00	1 205 873	100.00	408 045	100.00

表4 2022年全国伤害监测系统病例分东、中、西部地区的年龄构成

年龄组/岁	合计		东部		中部		西部	
	例次	构成比/%	例次	构成比/%	例次	构成比/%	例次	构成比/%
0	5 025	0.30	3 720	0.40	277	0.12	1 028	0.23
1~4	103 408	6.40	58 756	6.33	12 837	5.41	31 815	7.10
5~9	124 763	7.73	71 611	7.72	16 010	6.74	37 142	8.29
10~14	97 587	6.05	52 801	5.69	13 153	5.54	31 633	7.06
15~19	88 691	5.50	46 614	5.02	14 079	5.93	27 998	6.25
20~24	102 329	6.34	64 309	6.93	10 709	4.51	27 311	6.09
25~29	122 414	7.58	78 130	8.42	12 447	5.24	31 837	7.10
30~34	146 955	9.11	92 157	9.93	18 317	7.71	36 481	8.14
35~39	123 453	7.65	75 956	8.18	16 153	6.80	31 344	6.99
40~44	104 957	6.50	63 281	6.82	14 399	6.06	27 277	6.08
45~49	113 060	7.01	63 030	6.79	16 669	7.02	33 361	7.44
50~54	131 658	8.16	71 208	7.67	23 013	9.69	37 437	8.35
55~59	113 477	7.03	60 961	6.57	21 318	8.98	31 198	6.96
60~64	61 824	3.83	34 171	3.68	11 519	4.85	16 134	3.60
65~69	63 194	3.92	34 126	3.68	12 564	5.29	16 504	3.68
70~74	44 193	2.74	23 147	2.49	9 531	4.02	11 515	2.57
75~79	28 016	1.74	14 048	1.51	6 078	2.56	7 890	1.76
80~84	20 355	1.26	9 967	1.07	4 509	1.90	5 879	1.31
85~	18 559	1.15	10 195	1.10	3 862	1.63	4 502	1.00
合计	1 613 918	100.00	928 188	100.00	237 444	100.00	448 286	100.00

二、职业构成

表5　2022年全国伤害监测系统病例分城乡、性别的职业构成

职业	合计		城市		农村	
	例次	构成比/%	例次	构成比/%	例次	构成比/%
男性						
学龄前儿童	64 544	6.82	50 595	7.21	13 949	5.73
在校学生	172 771	18.27	129 995	18.50	42 776	17.57
家务	52 647	5.57	29 424	4.19	23 223	9.54
待业	16 607	1.76	12 837	1.83	3 770	1.55
离退休人员	43 906	4.64	38 399	5.47	5 507	2.26
专业技术人员	126 986	13.43	103 533	14.75	23 453	9.63
办事人员和有关人员	56 739	6.00	48 445	6.90	8 294	3.40
商业/服务业人员	120 896	12.79	99 450	14.17	21 446	8.80
农、林、牧、渔、水利业生产人员	102 266	10.82	44 470	6.33	57 796	23.74
生产运输设备操作人员及有关人员	87 276	9.23	59 081	8.42	28 195	11.58
军人	896	0.09	637	0.09	259	0.11
其他/不清楚	100 035	10.58	85 208	12.14	14 827	6.09
合计	945 569	100.00	702 074	100.00	243 495	100.00
女性						
学龄前儿童	43 883	6.57	34 915	6.93	8 968	5.45
在校学生	93 005	13.92	71 553	14.20	21 452	13.04
家务	81 106	12.14	48 274	9.58	32 832	19.95
待业	12 142	1.82	9 777	1.94	2 365	1.44
离退休人员	62 371	9.33	55 485	11.02	6 886	4.18
专业技术人员	75 863	11.35	64 614	12.83	11 249	6.84
办事人员和有关人员	41 405	6.20	35 761	7.10	5 644	3.43
商业/服务业人员	100 718	15.07	82 494	16.37	18 224	11.08
农、林、牧、渔、水利业生产人员	67 711	10.13	28 843	5.73	38 868	23.61
生产运输设备操作人员及有关人员	24 224	3.62	15 371	3.05	8 853	5.38
军人	132	0.01	119	0.02	13	0.01

表 5（续）

职业	合计		城市		农村	
	例次	构成比 /%	例次	构成比 /%	例次	构成比 /%
其他 / 不清楚	65 789	9.84	56 593	11.23	9 196	5.59
合计	668 349	100.00	503 799	100.00	164 550	100.00
合计						
学龄前儿童	108 427	6.72	85 510	7.09	22 917	5.61
在校学生	265 776	16.47	201 548	16.72	64 228	15.74
家务	133 753	8.29	77 698	6.44	56 055	13.74
待业	28 749	1.78	22 614	1.88	6 135	1.50
离退休人员	106 277	6.59	93 884	7.79	12 393	3.04
专业技术人员	202 849	12.57	168 147	13.94	34 702	8.50
办事人员和有关人员	98 144	6.08	84 206	6.98	13 938	3.42
商业 / 服务业人员	221 614	13.73	181 944	15.09	39 670	9.72
农、林、牧、渔、水利业生产人员	169 977	10.53	73 313	6.08	96 664	23.69
生产运输设备操作人员及有关人员	111 500	6.91	74 452	6.17	37 048	9.08
军人	1 028	0.06	756	0.06	272	0.07
其他 / 不清楚	165 824	10.27	141 801	11.76	24 023	5.89
合计	1 613 918	100.00	1 205 873	100.00	408 045	100.00

三、受教育程度构成

表 6　2022 年全国伤害监测系统病例分城乡、性别的受教育程度构成

受教育程度	合计		城市		农村	
	例次	构成比 /%	例次	构成比 /%	例次	构成比 /%
男性						
未上学儿童	91 316	9.66	71 260	10.15	20 056	8.24
文盲 / 半文盲	26 695	2.82	16 784	2.39	9 911	4.07
小学	179 139	18.95	120 933	17.23	58 206	23.90
初中	264 110	27.93	177 990	25.35	86 120	35.37
高中 / 中专	206 550	21.84	161 866	23.06	44 684	18.35
大专	93 857	9.93	77 541	11.04	16 316	6.70
大学及以上	83 902	8.87	75 700	10.78	8 202	3.37

表 6（续）

受教育程度	合计		城市		农村	
	例次	构成比 /%	例次	构成比 /%	例次	构成比 /%
合计	945 569	100.00	702 074	100.00	243 495	100.00
女性						
未上学儿童	61 181	9.15	48 297	9.59	12 884	7.83
文盲 / 半文盲	39 409	5.91	24 137	4.79	15 272	9.28
小学	133 545	19.98	89 570	17.78	43 975	26.72
初中	162 563	24.32	110 466	21.93	52 097	31.66
高中 / 中专	130 892	19.58	106 184	21.08	24 708	15.02
大专	69 635	10.42	60 052	11.92	9 583	5.82
大学及以上	71 124	10.64	65 093	12.91	6 031	3.67
合计	668 349	100.00	503 799	100.00	164 550	100.00
合计						
未上学儿童	152 497	9.45	119 557	9.91	32 940	8.07
文盲 / 半文盲	66 104	4.10	40 921	3.39	25 183	6.17
小学	312 684	19.37	210 503	17.46	102 181	25.04
初中	426 673	26.44	288 456	23.92	138 217	33.87
高中 / 中专	337 442	20.91	268 050	22.23	69 392	17.01
大专	163 492	10.13	137 593	11.41	25 899	6.35
大学及以上	155 026	9.60	140 793	11.68	14 233	3.49
合计	1 613 918	100.00	1 205 873	100.00	408 045	100.00

第三章
伤害事件基本情况

一、伤害发生原因

(一)不同年龄组病例的伤害发生原因

表 7　2022 年全国伤害监测系统病例分年龄的伤害原因构成

年龄组/岁	合计		道路交通伤害		跌倒/坠落		钝器伤		火器伤		刀/锐器伤		烧烫伤	
	例次	构成比/%	例次	构成比/%	例次	构成比/%	例次	构成比/%	例次	构成比/%	例次	构成比/%	例次	构成比/%
0	5 025	100.00	133	2.65	3 220	64.08	434	8.64	3	0.06	146	2.90	382	7.60
1~4	103 408	100.00	4 535	4.39	57 414	55.52	9 376	9.07	38	0.04	4 932	4.77	4 914	4.75
5~9	124 763	100.00	7 573	6.07	62 951	50.46	12 469	9.99	56	0.04	7 422	5.95	2 015	1.62
10~14	97 587	100.00	7 013	7.19	48 348	49.54	11 740	12.03	39	0.04	6 365	6.52	941	0.96
15~19	88 691	100.00	10 461	11.79	38 328	43.22	11 410	12.86	34	0.05	8 046	9.07	1 056	1.19
20~24	102 329	100.00	14 987	14.65	29 963	29.28	12 309	12.03	62	0.07	11 892	11.62	1 906	1.86
25~29	122 414	100.00	18 981	15.50	37 030	30.25	15 772	12.88	80	0.07	15 172	12.39	2 458	2.01
30~34	146 955	100.00	24 625	16.76	47 115	32.06	22 469	15.29	146	0.10	19 470	13.25	3 183	2.17
35~39	123 453	100.00	21 225	17.19	39 765	32.22	18 739	15.18	131	0.11	16 323	13.22	2 512	2.03
40~44	104 957	100.00	18 587	17.71	34 038	32.43	15 529	14.80	119	0.11	13 398	12.77	2 197	2.09
45~49	113 060	100.00	20 690	18.30	38 451	34.01	16 542	14.63	148	0.13	13 560	11.99	2 298	2.03
50~54	131 658	100.00	25 295	19.21	48 188	36.60	18 126	13.77	134	0.10	15 054	11.43	2 488	1.89
55~59	113 477	100.00	23 172	20.42	45 453	40.05	13 740	12.12	107	0.09	12 209	10.76	2 027	1.79
60~64	61 824	100.00	12 406	20.07	27 692	44.79	5 803	9.39	33	0.05	6 092	9.85	1 118	1.81
65~69	63 194	100.00	12 531	19.83	30 770	48.69	4 935	7.82	36	0.06	5 252	8.31	1 058	1.67
70~74	44 193	100.00	7 703	17.43	24 491	55.42	2 608	5.90	12	0.02	3 006	6.80	699	1.58
75~79	28 016	100.00	3 899	13.92	17 676	63.09	1 267	4.53	10	0.04	1 472	5.25	462	1.65
80~84	20 355	100.00	2 026	9.95	14 580	71.63	720	3.54	6	0.03	813	3.99	345	1.69
85~	18 559	100.00	1 258	6.78	14 667	79.03	523	2.82	5	0.04	511	2.75	327	1.76
合计	1 613 918	100.00	237 100	14.69	660 140	40.90	194 511	12.05	1 199	0.07	161 135	9.98	32 386	2.01

表 7（续）

年龄组/岁	窒息/悬吊		溺水		中毒		动物伤		性侵犯		其他		不清楚	
	例次	构成比/%	例次	构成比/%	例次	构成比/%	例次	构成比/%	例次	构成比/%	例次	构成比/%	例次	构成比/%
0	33	0.66	0	0.00	21	0.42	275	5.47	0	0.00	201	4.00	177	3.52
1~4	769	0.74	36	0.03	683	0.66	13 245	12.81	2	0.00	4 601	4.45	2 863	2.77
5~9	381	0.30	27	0.02	231	0.19	25 669	20.57	10	0.01	3 288	2.64	2 671	2.14
10~14	249	0.26	20	0.02	771	0.79	17 179	17.60	15	0.02	3 033	3.11	1 874	1.92
15~19	142	0.16	23	0.03	2 124	2.39	12 268	13.83	10	0.01	3 182	3.59	1 607	1.81
20~24	286	0.28	20	0.02	2 151	2.10	23 415	22.88	13	0.01	3 196	3.12	2 129	2.08
25~29	505	0.41	22	0.02	2 567	2.10	23 154	18.91	8	0.01	4 268	3.49	2 397	1.96
30~34	646	0.44	20	0.01	2 949	2.01	17 075	11.60	9	0.01	6 316	4.30	2 932	2.00
35~39	532	0.43	13	0.01	2 260	1.83	13 864	11.23	6	0.00	5 643	4.57	2 440	1.98
40~44	401	0.38	16	0.02	1 721	1.64	12 306	11.72	11	0.01	4 628	4.41	2 006	1.91
45~49	357	0.32	13	0.01	1 668	1.48	12 535	11.09	2	0.00	4 771	4.22	2 025	1.79
50~54	314	0.24	8	0.01	1 787	1.36	12 857	9.77	3	0.00	5 164	3.92	2 240	1.70
55~59	279	0.25	12	0.01	1 242	1.09	9 103	8.02	5	0.00	4 171	3.68	1 957	1.72
60~64	147	0.24	5	0.01	690	1.12	4 596	7.43	1	0.00	2 047	3.31	1 194	1.93
65~69	134	0.21	7	0.01	703	1.11	4 707	7.45	1	0.00	1 941	3.07	1 119	1.77
70~74	69	0.16	7	0.02	504	1.14	3 223	7.29	0	0.00	1 179	2.67	692	1.57
75~79	43	0.15	6	0.02	339	1.21	1 679	5.99	0	0.00	709	2.53	454	1.62
80~84	28	0.14	10	0.05	229	1.13	846	4.16	0	0.00	437	2.15	315	1.55
85~	21	0.11	2	0.01	188	1.01	464	2.50	0	0.00	281	1.51	312	1.68
合计	5 336	0.33	267	0.02	22 828	1.41	208 460	12.92	96	0.01	59 056	3.66	31 404	1.95

(二) 不同地区、性别病例的伤害发生原因

表8 2022年全国伤害监测系统病例分监测点的伤害原因构成

单位：%

监测点	道路交通伤害	跌倒/坠落	钝器伤	火器伤	刀/锐器伤	烧烫伤	窒息/悬吊	溺水	中毒	动物伤	性侵犯	其他	不清楚	合计
安徽省马鞍山市	24.26	44.86	14.61	0.03	11.18	0.77	0.35	0.02	0.96	1.61	0.00	1.30	0.05	100.00
北京市房山区	4.53	34.03	13.75	0.58	7.20	0.84	9.47	0.00	0.59	9.90	0.00	14.41	4.70	100.00
北京市通州区	22.06	47.18	17.14	0.08	10.63	0.60	0.00	0.00	0.11	2.05	0.00	0.11	0.04	100.00
重庆市大渡口区	8.43	38.57	21.01	0.04	11.97	0.66	6.95	0.04	1.03	11.27	0.00	0.03	0.00	100.00
大连市沙河口区	12.81	38.29	17.22	0.14	9.23	0.00	0.00	0.00	0.00	19.70	0.00	0.41	2.20	100.00
大连市金普新区	2.08	4.17	4.17	0.00	31.25	0.00	0.00	0.00	0.00	58.33	0.00	0.00	0.00	100.00
福建省荔城区	12.81	49.43	12.05	0.06	6.95	0.49	0.08	0.01	0.35	1.14	0.00	3.51	13.12	100.00
甘肃省兰州市	17.51	44.32	15.52	0.21	7.20	7.91	0.53	0.04	1.68	1.07	0.01	0.34	3.66	100.00
广东省珠海市	9.16	36.49	12.09	0.03	9.25	1.61	0.01	0.01	0.52	21.38	0.00	8.38	1.07	100.00
广东省广州市	8.28	37.37	9.99	0.01	8.77	14.21	0.02	0.00	1.61	14.34	0.00	5.40	0.00	100.00
广西壮族自治区桂林市	11.33	40.89	7.45	0.03	11.76	0.72	0.02	0.06	0.20	21.95	0.00	4.72	0.87	100.00
广西壮族自治区南宁市武鸣区	11.98	52.90	9.25	0.42	13.79	1.60	0.00	0.02	0.87	4.03	0.02	3.33	1.79	100.00
贵州省西秀区	9.05	54.87	7.94	0.11	3.95	1.65	0.04	0.02	1.87	14.74	0.01	4.67	1.08	100.00
海南省海口市	18.16	47.07	11.83	0.07	13.00	0.32	0.00	0.03	1.29	2.36	0.00	4.20	1.67	100.00
海南省三亚市	15.97	30.94	12.72	0.03	15.93	1.88	0.03	0.01	1.35	18.14	0.02	2.04	0.94	100.00
河北省海港区	20.26	48.90	16.36	0.03	9.72	2.94	0.00	0.01	0.46	0.09	0.00	1.23	0.00	100.00
河北省石家庄市	20.27	46.52	14.25	0.06	9.40	0.74	0.14	0.00	1.14	0.31	0.01	7.16	0.00	100.00
河南省洛阳市	21.10	40.60	16.41	0.07	10.76	3.32	0.05	0.01	1.26	0.50	0.00	2.25	3.67	100.00

表 8（续）

单位：%

监测点	道路交通伤害	跌倒 / 坠落	钝器伤	火器伤	刀 / 锐器伤	烧烫伤	窒息 / 悬吊	溺水	中毒	动物伤	性侵犯	其他	不清楚	合计
湖北省东宝区	21.44	51.31	12.19	0.02	3.84	0.97	0.02	0.04	3.76	2.83	0.00	3.58	0.00	100.00
西藏自治区山南市	15.35	54.61	13.38	0.00	7.46	0.66	0.00	0.00	0.00	0.44	0.00	1.97	6.13	100.00
湖南省株洲市	20.03	40.52	13.36	0.12	15.97	1.05	0.02	0.01	4.36	2.04	0.00	2.46	0.06	100.00
湖南省湘潭市	18.04	38.79	14.20	0.13	11.68	1.56	0.02	0.00	6.81	0.33	0.00	5.90	2.54	100.00
黑龙江省道里区	1.26	4.70	5.22	0.00	16.64	0.00	0.00	0.00	4.90	0.28	0.00	4.45	62.55	100.00
吉林省延吉市	16.93	43.15	20.77	0.00	17.70	0.16	0.00	0.00	0.00	0.44	0.00	0.65	0.20	100.00
江苏省浦口区	16.06	45.05	11.07	0.06	13.23	1.61	0.00	0.00	0.63	10.85	0.00	0.24	1.20	100.00
江苏省崇安区	7.56	23.52	12.31	0.00	3.49	0.46	0.01	0.02	1.41	36.29	0.00	14.91	0.02	100.00
江苏省姑苏区	2.81	7.36	2.41	0.04	3.27	12.19	0.01	0.00	0.26	68.69	0.00	0.68	2.28	100.00
江西省西湖区	39.08	36.59	4.65	0.00	4.16	0.22	0.00	0.00	2.92	6.81	0.00	4.43	1.14	100.00
辽宁省铁西区	5.36	50.65	0.25	0.00	0.41	15.33	0.71	0.00	0.51	18.48	0.00	2.93	5.37	100.00
内蒙古自治区海勃湾区	18.22	44.27	15.36	0.10	7.16	2.69	0.07	0.03	1.31	0.59	0.02	7.61	2.57	100.00
宁波市鄞州区	4.06	21.27	32.18	0.01	20.58	2.06	0.01	0.00	0.02	0.64	0.00	1.89	17.28	100.00
宁夏回族自治区兴庆区	19.03	40.80	13.79	0.04	8.76	3.60	0.31	0.02	2.35	9.22	0.00	2.06	0.02	100.00
宁夏回族自治区大武口区	17.44	37.50	17.73	0.05	10.11	0.96	0.01	0.02	2.24	13.64	0.00	0.30	0.00	100.00
青海省城中区	12.64	43.71	17.18	0.26	9.43	1.44	0.09	0.21	4.76	1.39	0.04	8.51	0.34	100.00
青岛市市北区	9.48	46.90	15.94	0.07	13.17	8.82	0.15	0.01	0.84	0.62	0.00	2.51	1.49	100.00
青岛市即墨市	39.41	22.40	12.63	0.06	15.59	0.31	0.00	0.02	0.82	8.63	0.00	0.11	0.02	100.00
青岛市胶州市	23.52	25.29	9.97	0.00	8.55	0.67	0.02	0.01	0.53	28.77	0.00	0.99	1.68	100.00
山东省东营区	14.01	32.88	17.13	0.06	11.65	1.25	0.03	0.01	0.87	15.87	0.00	5.81	0.43	100.00
山西省榆次区	20.36	40.58	13.04	0.05	14.32	0.49	0.02	0.01	0.13	1.30	0.00	8.91	0.79	100.00
陕西省宝塔区	13.13	62.19	7.67	0.06	7.08	0.19	0.05	0.00	0.34	8.97	0.01	0.30	0.01	100.00

表 8（续）

单位：%

监测点	道路交通伤害	跌倒 / 坠落	钝器伤	火器伤	刀 / 锐器伤	烧烫伤	窒息 / 悬吊	溺水	中毒	动物伤	性侵犯	其他	不清楚	合计
陕西省临渭区	9.10	33.45	8.92	0.08	7.71	0.64	0.03	0.01	1.33	24.02	0.01	10.08	4.62	100.00
上海市松江区	28.79	40.98	12.60	0.00	12.76	2.29	0.00	0.00	0.27	0.41	0.00	0.78	1.12	100.00
上海市闵行区	13.41	45.93	24.62	0.00	10.46	1.48	0.00	0.00	0.01	0.43	0.00	3.66	0.00	100.00
上海市长宁区	0.92	25.07	0.88	0.00	2.31	0.01	0.00	0.00	0.00	68.58	0.00	1.85	0.38	100.00
深圳市	7.36	38.94	7.77	0.00	10.65	1.24	1.93	0.00	1.08	30.39	0.00	0.34	0.30	100.00
四川省青羊区	10.36	21.24	11.33	0.04	8.71	1.03	0.01	0.00	0.19	30.54	0.08	2.73	13.74	100.00
四川省翠屏区	7.18	66.71	5.83	0.03	7.42	1.83	0.03	0.02	0.75	9.45	0.01	0.71	0.03	100.00
四川省旌阳区	15.67	41.60	8.64	0.04	10.54	2.05	0.00	0.03	1.74	11.09	0.01	7.47	1.12	100.00
天津市	8.85	53.61	3.30	0.00	19.39	0.10	0.01	0.01	0.35	14.20	0.00	0.01	0.17	100.00
厦门市	4.17	44.16	15.00	0.13	9.91	1.48	1.19	0.03	0.17	12.28	0.00	2.30	9.18	100.00
厦门市集美区	8.90	33.26	15.59	0.06	10.86	1.52	0.01	0.00	0.03	14.73	0.02	2.00	13.02	100.00
新疆维吾尔自治区天山区	0.00	36.36	0.00	0.00	9.09	9.09	0.00	0.00	0.00	0.00	0.00	45.45	0.01	100.00
西藏自治区拉萨市	18.24	25.34	13.68	0.04	7.64	0.16	0.04	0.02	0.11	30.71	0.02	3.25	0.75	100.00
云南省大理市	13.01	43.99	12.08	0.10	12.64	1.25	0.07	0.00	3.23	13.40	0.19	0.04	0.00	100.00
云南省麒麟区	13.38	43.61	10.89	0.03	10.27	1.66	0.02	0.03	3.19	12.37	0.00	4.50	0.05	100.00
云南省昭阳区	17.42	45.55	13.62	0.06	9.41	2.85	0.01	0.01	1.95	9.00	0.00	0.06	0.06	100.00
浙江省上城区	19.63	48.27	9.53	0.04	12.67	3.98	0.00	0.00	0.00	0.44	0.00	3.42	2.02	100.00
安徽省肥西县	17.75	44.63	10.92	0.10	7.20	1.36	0.01	0.04	3.02	2.38	0.00	12.29	0.30	100.00
安徽省霍邱县	30.82	46.96	8.81	0.24	5.63	3.42	0.00	0.00	0.03	2.59	0.00	1.49	0.01	100.00
安徽省歙县	16.70	50.23	8.85	0.04	12.56	3.20	0.03	0.00	0.24	4.62	0.00	2.58	0.95	100.00

表 8（续）

单位：%

监测点	道路交通伤害	跌倒 / 坠落	钝器伤	火器伤	刀 / 锐器伤	烧烫伤	窒息 / 悬吊	溺水	中毒	动物伤	性侵犯	其他	不清楚	合计
重庆市大足区	12.64	35.17	10.50	0.01	10.22	1.19	0.00	0.05	3.34	25.47	0.00	1.41	0.00	100.00
福建省惠安县	15.17	31.70	18.62	0.05	21.17	0.48	1.02	0.00	0.88	9.19	0.01	0.00	1.71	100.00
甘肃省敦煌市	15.19	49.84	17.27	0.12	7.22	2.29	0.13	0.05	2.91	1.25	0.00	0.15	3.58	100.00
甘肃省庆城县	7.28	46.85	12.67	0.15	6.66	5.02	0.07	0.02	1.68	12.94	0.02	5.24	1.40	100.00
广东省南雄市	7.67	49.48	8.23	0.13	8.06	1.81	0.00	0.04	2.07	15.43	0.00	5.65	1.43	100.00
广西壮族自治区全州县	12.30	56.41	16.89	0.22	6.52	0.45	0.03	0.01	1.45	5.14	0.00	0.47	0.11	100.00
贵州省玉屏侗族自治县	5.27	66.90	0.10	0.05	3.07	3.30	0.19	0.01	3.30	10.03	0.00	7.77	0.01	100.00
贵州省清镇市	8.97	46.56	11.53	0.10	7.87	1.47	0.00	0.04	2.68	6.60	0.10	14.00	0.08	100.00
海南省定安县	15.90	48.56	13.76	0.02	14.54	0.49	0.00	0.00	0.19	3.70	0.00	2.53	0.31	100.00
河北省藁城市	30.31	39.07	14.31	0.21	10.39	0.22	0.00	0.00	0.88	3.19	0.00	1.13	0.29	100.00
河南省临颍县	14.10	71.79	1.28	0.00	2.56	0.00	0.00	0.00	1.28	0.00	0.00	7.69	1.30	100.00
河南省通许县	30.93	47.50	13.85	0.00	5.01	0.76	0.00	0.00	0.64	0.40	0.00	0.88	0.03	100.00
湖北省天门市	6.60	50.83	10.04	0.02	5.48	0.73	0.00	0.00	0.26	9.92	0.00	15.80	0.32	100.00
湖北省郧西县	14.50	62.09	9.98	0.00	4.25	0.76	0.00	0.00	2.65	0.95	0.00	4.48	0.34	100.00
湖南省洪江市	10.70	62.13	3.63	0.09	5.45	1.24	0.10	0.02	2.80	11.61	0.00	1.86	0.37	100.00
黑龙江省宝清县	62.28	29.01	2.51	0.00	2.68	0.12	0.01	0.00	2.54	0.67	0.00	0.14	0.04	100.00
黑龙江省漠河市	9.46	60.32	11.88	0.00	10.61	0.63	0.00	0.00	0.52	6.40	0.00	0.17	0.01	100.00
吉林省德惠市	26.97	39.98	11.06	0.25	13.23	3.35	0.06	0.00	0.03	5.05	0.00	0.02	0.00	100.00
吉林省通化县	8.11	45.99	12.44	0.04	12.87	0.13	0.04	0.00	0.00	19.31	0.00	0.81	0.26	100.00
江苏省张家港市	18.95	25.94	11.44	0.00	16.46	0.80	0.01	0.04	0.88	22.68	0.00	2.79	0.01	100.00
江西省武宁县	13.74	60.71	3.17	0.06	9.69	1.58	0.02	0.04	1.11	9.65	0.00	0.23	0.00	100.00
江西省芦溪县	17.62	45.62	9.92	0.22	8.64	6.19	0.00	0.07	3.13	0.85	0.00	7.72	0.02	100.00
辽宁省阜新蒙古族自治县	21.96	39.17	16.90	0.16	11.01	0.10	0.05	0.05	2.48	2.58	0.00	3.41	2.13	100.00

表 8（续）

单位：%

监测点	道路交通伤害	跌倒 / 坠落	钝器伤	火器伤	刀 / 锐器伤	烧烫伤	窒息 / 悬吊	溺水	中毒	动物伤	性侵犯	其他	不清楚	合计
内蒙古自治区开鲁县	12.76	50.85	8.37	0.04	11.42	2.65	0.00	0.00	6.72	6.33	0.00	0.84	0.02	100.00
内蒙古自治区乌审旗	6.57	37.59	21.08	0.09	9.60	2.39	0.03	0.00	1.48	6.16	0.02	14.76	0.23	100.00
宁波市慈溪市	40.26	27.87	10.35	0.00	10.96	0.99	0.14	0.03	1.32	7.96	0.00	0.11	0.01	100.00
宁夏回族自治区中宁县	33.60	37.97	16.62	0.04	5.93	1.90	0.01	0.02	2.03	1.65	0.00	0.05	0.18	100.00
青海省平安区	9.51	48.97	17.49	0.09	7.67	2.42	0.85	0.00	0.09	5.70	0.00	6.59	0.62	100.00
青海省共和县	8.11	48.92	16.59	0.09	7.64	0.89	0.14	0.00	0.23	15.98	0.00	0.89	0.52	100.00
山东省蓬莱市	15.36	44.33	9.95	1.44	8.35	2.60	0.02	0.05	1.61	11.29	0.01	4.07	0.92	100.00
山西省平定县	18.06	54.35	10.58	0.11	1.87	1.34	0.00	0.04	1.36	11.52	0.00	0.76	0.01	100.00
山西省太谷区	15.44	32.19	9.46	0.10	9.97	1.83	0.02	0.00	0.02	29.56	0.00	1.24	0.17	100.00
陕西省眉县	24.94	27.94	10.89	0.09	6.66	0.95	0.02	0.00	1.60	22.89	0.00	3.91	0.11	100.00
四川省米易县	7.90	63.76	7.20	0.05	8.69	1.91	0.01	0.03	4.08	4.00	0.00	2.36	0.01	100.00
天津市蓟州区	28.30	43.93	10.70	0.09	3.41	0.60	0.08	0.09	3.06	1.47	0.00	8.27	0.00	100.00
云南省禄丰市	10.35	48.56	13.88	0.03	6.84	1.67	0.03	0.02	6.42	11.00	0.02	1.18	0.00	100.00
新疆生产建设兵团石河子市	19.04	49.35	16.23	0.06	11.01	1.42	0.75	0.00	0.10	2.00	0.00	0.01	0.03	100.00
浙江省常山县	20.74	38.99	8.43	0.01	15.47	1.97	0.00	0.06	2.64	2.91	0.00	8.76	0.02	100.00
合计	14.69	40.90	12.05	0.07	9.98	2.01	0.33	0.02	1.41	12.92	0.01	3.66	1.95	100.00

表9 2022年全国伤害监测系统病例分城乡、性别的伤害原因构成

伤害原因	合计		城市		农村	
	例次	构成比/%	例次	构成比/%	例次	构成比/%
男性						
道路交通伤害	132 661	14.03	88 084	12.55	44 577	18.31
跌倒/坠落	381 210	40.32	279 751	39.85	101 459	41.65
钝器伤	135 005	14.28	103 015	14.67	31 990	13.14
火器伤	935	0.10	542	0.08	393	0.16
刀/锐器伤	107 196	11.34	82 022	11.68	25 174	10.34
烧烫伤	18 193	1.92	14 161	2.02	4 032	1.66
窒息/悬吊	2 609	0.28	2 437	0.35	172	0.07
溺水	156	0.01	89	0.01	67	0.03
中毒	13 231	1.40	8 580	1.22	4 651	1.91
动物伤	98 224	10.39	80 134	11.41	18 090	7.43
性侵犯	29	0.00	28	0.00	1	0.00
其他	37 263	3.94	25 245	3.60	12 018	4.94
不清楚	18 857	1.99	17 986	2.56	871	0.36
合计	945 569	100.00	702 074	100.00	243 495	100.00
女性						
道路交通伤害	104 439	15.63	71 144	14.12	33 295	20.23
跌倒/坠落	278 930	41.73	205 160	40.72	73 770	44.83
钝器伤	59 506	8.90	46 156	9.16	13 350	8.11
火器伤	264	0.04	147	0.03	117	0.07
刀/锐器伤	53 939	8.07	40 062	7.95	13 877	8.43
烧烫伤	14 193	2.12	12 139	2.41	2 054	1.25
窒息/悬吊	2 727	0.41	2 585	0.51	142	0.09
溺水	111	0.02	75	0.01	36	0.02
中毒	9 597	1.44	6 442	1.28	3 155	1.92
动物伤	110 236	16.49	91 626	18.19	18 610	11.31
性侵犯	67	0.01	48	0.01	19	0.01
其他	21 793	3.26	16 221	3.22	5 572	3.39
不清楚	12 547	1.88	11 994	2.38	553	0.34
合计	668 349	100.00	503 799	100.00	164 550	100.00
合计						
道路交通伤害	237 100	14.69	159 228	13.20	77 872	19.08

表 9（续）

伤害原因	合计		城市		农村	
	例次	构成比 /%	例次	构成比 /%	例次	构成比 /%
跌倒 / 坠落	660 140	40.90	484 911	40.21	175 229	42.94
钝器伤	194 511	12.05	149 171	12.37	45 340	11.11
火器伤	1 199	0.07	689	0.06	510	0.12
刀 / 锐器伤	161 135	9.98	122 084	10.12	39 051	9.57
烧烫伤	32 386	2.01	26 300	2.18	6 086	1.49
窒息 / 悬吊	5 336	0.33	5 022	0.42	314	0.08
溺水	267	0.02	164	0.01	103	0.03
中毒	22 828	1.41	15 022	1.25	7 806	1.91
动物伤	208 460	12.92	171 760	14.24	36 700	8.99
性侵犯	96	0.01	76	0.01	20	0.00
其他	59 056	3.66	41 466	3.44	17 590	4.31
不清楚	31 404	1.95	29 980	2.49	1 424	0.35
合计	1 613 918	100.00	1 205 873	100.00	408 045	100.00

表 10　2022 年全国伤害监测系统病例分东、中、西部地区和性别的伤害原因构成

伤害原因	合计		东部		中部		西部	
	例次	构成比 /%	例次	构成比 /%	例次	构成比 /%	例次	构成比 /%
男性								
道路交通伤害	132 661	14.03	72 122	13.40	27 095	19.29	33 444	12.53
跌倒 / 坠落	381 210	40.32	200 189	37.20	61 290	43.64	119 731	44.84
钝器伤	135 005	14.28	79 640	14.80	18 653	13.28	36 712	13.75
火器伤	935	0.10	544	0.11	114	0.08	277	0.10
刀 / 锐器伤	107 196	11.34	66 325	12.33	14 647	10.43	26 224	9.82
烧烫伤	18 193	1.92	10 062	1.87	2 610	1.86	5 521	2.07
窒息 / 悬吊	2 609	0.28	2 235	0.42	74	0.05	300	0.11
溺水	156	0.01	78	0.01	16	0.02	62	0.02
中毒	13 231	1.40	5 169	0.96	2 852	2.03	5 210	1.95
动物伤	98 224	10.39	68 402	12.71	4 734	3.37	25 088	9.40
性侵犯	29	0.00	4	0.00	1	0.00	24	0.01
其他	37 263	3.94	19 450	3.61	6 710	4.78	11 103	4.16
不清楚	18 857	1.99	13 905	2.58	1 649	1.17	3 303	1.24
合计	945 569	100.00	538 125	100.00	140 445	100.00	266 999	100.00

表 10（续）

伤害原因	合计		东部		中部		西部	
	例次	构成比/%	例次	构成比/%	例次	构成比/%	例次	构成比/%
女性								
道路交通伤害	104 439	15.63	56 693	14.53	21 905	22.58	25 841	14.25
跌倒/坠落	278 930	41.73	148 326	38.03	46 519	47.96	84 085	46.38
钝器伤	59 506	8.90	36 101	9.26	7 653	7.89	15 752	8.69
火器伤	264	0.04	134	0.03	46	0.05	84	0.05
刀/锐器伤	53 939	8.07	34 166	8.76	7 684	7.92	12 089	6.67
烧烫伤	14 193	2.12	9 076	2.33	1 523	1.57	3 594	1.98
窒息/悬吊	2 727	0.41	2 440	0.63	58	0.06	229	0.13
溺水	111	0.02	53	0.01	18	0.02	40	0.02
中毒	9 597	1.44	3 254	0.83	1 951	2.01	4 392	2.42
动物伤	110 236	16.49	79 049	20.27	4 519	4.66	26 668	14.71
性侵犯	67	0.01	15	0.00	0	0.00	52	0.03
其他	21 793	3.26	11 892	3.05	3 799	3.92	6 102	3.37
不清楚	12 547	1.88	8 864	2.27	1 324	1.36	2 359	1.30
合计	668 349	100.00	390 063	100.00	96 999	100.00	181 287	100.00
合计								
道路交通伤害	237 100	14.69	128 815	13.88	49 000	20.64	59 285	13.22
跌倒/坠落	660 140	40.90	348 515	37.55	107 809	45.40	203 816	45.47
钝器伤	194 511	12.05	115 741	12.47	26 306	11.08	52 464	11.70
火器伤	1 199	0.07	678	0.07	160	0.07	361	0.08
刀/锐器伤	161 135	9.98	100 491	10.83	22 331	9.40	38 313	8.55
烧烫伤	32 386	2.01	19 138	2.06	4 133	1.74	9 115	2.03
窒息/悬吊	5 336	0.33	4 675	0.50	132	0.06	529	0.12
溺水	267	0.02	131	0.01	34	0.01	102	0.02
中毒	22 828	1.41	8 423	0.91	4 803	2.02	9 602	2.14
动物伤	208 460	12.92	147 451	15.89	9 253	3.90	51 756	11.55
性侵犯	96	0.01	19	0.00	1	0.00	76	0.02
其他	59 056	3.66	31 342	3.38	10 509	4.43	17 205	3.84
不清楚	31 404	1.95	22 769	2.45	2 973	1.25	5 662	1.26
合计	1 613 918	100.00	928 188	100.00	237 444	100.00	448 286	100.00

（三）不同职业病例的伤害发生原因

表 11　2022 年全国伤害监测系统不同职业病例的伤害原因构成

职业	合计 例次	合计 构成比/%	道路交通伤害 例次	道路交通伤害 构成比/%	跌倒/坠落 例次	跌倒/坠落 构成比/%	钝器伤 例次	钝器伤 构成比/%	火器伤 例次	火器伤 构成比/%	刀/锐器伤 例次	刀/锐器伤 构成比/%	烧烫伤 例次	烧烫伤 构成比/%
学龄前儿童	108 427	100.00	4 668	4.31	60 632	55.92	9 810	9.05	41	0.04	5 078	4.68	5 296	4.88
在校学生	265 776	100.00	22 003	8.28	125 746	47.31	30 745	11.57	98	0.04	18 997	7.15	3 229	1.21
家务	133 753	100.00	23 528	17.59	67 208	50.25	10 643	7.96	85	0.06	10 348	7.74	2 565	1.92
待业人员	28 749	100.00	5 498	19.12	9 910	34.47	3 764	13.09	19	0.07	2 870	9.98	442	1.54
离退休人员	106 277	100.00	15 865	14.93	57 506	54.11	6 334	5.96	20	0.02	8 395	7.90	2 626	2.47
专业技术人员	202 849	100.00	31 215	15.39	68 645	33.84	25 398	12.52	306	0.15	27 900	13.75	5 216	2.57
办事人员和有关人员	98 144	100.00	16 961	17.28	34 029	34.67	11 335	11.55	70	0.07	11 234	11.45	1 950	1.99
商业/服务业人员	221 614	100.00	41 535	18.74	70 146	31.65	30 454	13.74	185	0.08	26 964	12.17	4 033	1.82
农、林、牧、渔、水利业生产人员	169 977	100.00	33 807	19.89	75 137	44.20	20 088	11.82	186	0.11	17 960	10.57	1 784	1.05
生产运输设备操作人员及有关人员	111 500	100.00	18 858	16.91	29 148	26.14	27 402	24.58	74	0.07	17 073	15.31	2 494	2.24
军人	1 028	100.00	64	6.23	376	36.58	191	18.58	0	0.00	92	8.95	13	1.26
其他/不清楚	165 824	100.00	23 098	13.93	61 657	37.18	18 347	11.06	115	0.07	14 224	8.58	2 738	1.65
合计	1 613 918	100.00	237 100	14.69	660 140	40.90	194 511	12.05	1 199	0.07	161 135	9.98	32 386	2.01

表 11（续）

职业	窒息/悬吊		溺水		中毒		动物伤		性侵犯		其他		不清楚	
	例次	构成比/%	例次	构成比/%	例次	构成比/%	例次	构成比/%	例次	构成比/%	例次	构成比/%	例次	构成比/%
学龄前儿童	802	0.74	36	0.03	704	0.65	13 517	12.47	2	0.00	4 801	4.43	3 040	2.80
在校学生	643	0.24	47	0.02	2 929	1.10	48 320	18.18	32	0.01	8 525	3.21	4 462	1.68
家务	151	0.11	23	0.02	2 685	2.01	10 873	8.13	6	0.00	4 129	3.09	1 509	1.12
待业人员	55	0.19	12	0.04	1 120	3.90	3 349	11.65	3	0.01	1 360	4.73	347	1.21
离退休人员	335	0.32	14	0.01	796	0.75	9 626	9.06	1	0.00	3 776	3.55	983	0.92
专业技术人员	1 176	0.58	11	0.01	2 780	1.37	29 167	14.38	5	0.00	8 190	4.04	2 840	1.40
办事人员和有关人员	829	0.84	12	0.01	1 361	1.39	16 411	16.72	5	0.01	2 956	3.01	991	1.01
商业/服务业人员	960	0.43	29	0.01	4 238	1.91	35 722	16.12	23	0.01	6 037	2.72	1 288	0.60
农、林、牧、渔、水利业生产人员	39	0.02	31	0.02	3 441	2.02	11 523	6.78	9	0.01	5 153	3.03	819	0.48
生产运输设备操作人员及有关人员	37	0.03	10	0.01	875	0.78	7 766	6.97	2	0.00	6 252	5.61	1 509	1.35
军人	2	0.19	1	0.10	11	1.07	230	22.37	0	0.00	35	3.40	13	1.27
其他/不清楚	307	0.19	41	0.02	1 888	1.14	21 956	13.24	8	0.00	7 842	4.73	13 603	8.21
合计	5 336	0.33	267	0.02	22 828	1.41	208 460	12.92	96	0.01	59 056	3.66	31 404	1.95

（四）不同伤害原因病例的特征

1. 伤害发生地点

表 12　2022 年全国伤害监测系统不同伤害原因病例发生地点构成

发生地点	合计		道路交通伤害		跌倒/坠落		钝器伤		火器伤		刀/锐器伤		烧烫伤	
	例次	构成比/%	例次	构成比/%	例次	构成比/%	例次	构成比/%	例次	构成比/%	例次	构成比/%	例次	构成比/%
家中	632 559	39.19	0	0.00	261 196	39.57	57 786	29.71	371	30.94	85 739	53.21	22 212	68.59
公共居住场所	199 858	12.38	0	0.00	114 095	17.28	28 400	14.60	108	9.02	14 201	8.81	2 249	6.94
学校与公共场所	111 788	6.93	0	0.00	65 864	9.98	21 539	11.07	91	7.59	8 054	5.00	926	2.86
体育和运动场所	44 427	2.75	0	0.00	33 224	5.03	6 050	3.11	104	8.67	972	0.60	204	0.63
公路/街道	372 344	23.07	237 100	100.00	107 598	16.30	10 204	5.25	51	4.25	6 465	4.02	381	1.18
贸易和服务场所	66 213	4.10	0	0.00	24 508	3.71	17 531	9.01	29	2.42	11 329	7.03	1 636	5.05
工业和建筑场所	129 471	8.02	0	0.00	35 395	5.36	47 464	24.40	315	26.27	28 931	17.95	4 310	13.31
农场/农田	26 090	1.62	0	0.00	13 804	2.09	3 044	1.56	121	10.09	3 795	2.36	165	0.51
其他	2 751	0.17	0	0.00	788	0.12	328	0.17	4	0.33	362	0.22	63	0.19
不清楚	28 417	1.77	0	0.00	3 668	0.56	2 165	1.12	5	0.42	1 287	0.80	240	0.74
合计	1 613 918	100.00	237 100	100.00	660 140	100.00	194 511	100.00	1 199	100.00	161 135	100.00	32 386	100.00

表 12（续）

发生地点	窒息/悬吊 例次	窒息/悬吊 构成比/%	溺水 例次	溺水 构成比/%	中毒 例次	中毒 构成比/%	动物伤 例次	动物伤 构成比/%	性侵犯 例次	性侵犯 构成比/%	其他 例次	其他 构成比/%	不清楚 例次	不清楚 构成比/%
家中	4 313	80.83	47	17.60	13 421	58.79	153 297	73.54	32	33.33	27 018	45.75	7 127	22.69
公共居住场所	780	14.62	33	12.36	2 757	12.08	30 728	14.74	20	20.83	5 129	8.68	1 358	4.32
学校与公共场所	96	1.80	41	15.36	1 253	5.49	6 893	3.31	16	16.67	6 021	10.20	994	3.17
体育和运动场所	10	0.19	19	7.12	52	0.23	1 908	0.92	0	0.00	1 485	2.51	399	1.27
公路/街道	38	0.71	25	9.36	202	0.88	6 864	3.29	4	4.17	2 902	4.91	510	1.62
贸易和服务场所	69	1.29	7	2.62	4 056	17.77	2 842	1.36	10	10.42	3 803	6.44	393	1.25
工业和建筑场所	15	0.28	5	1.87	279	1.22	847	0.40	1	1.04	10 246	17.35	1 663	5.30
农场/农田	5	0.09	37	13.86	394	1.73	3 547	1.70	4	4.17	1 019	1.73	155	0.49
其他	4	0.07	38	14.23	97	0.42	286	0.14	5	5.20	733	1.24	43	0.14
不清楚	6	0.12	15	5.62	317	1.39	1 248	0.60	4	4.17	700	1.19	18 762	59.75
合计	5 336	100.00	267	100.00	22 828	100.00	208 460	100.00	96	100.00	59 056	100.00	31 404	100.00

2. 伤害发生时活动

表 13 2022 年全国伤害监测系统不同伤害原因病例发生时活动构成

发生时活动	合计		道路交通伤害		跌倒/坠落		钝器伤		火器伤		刀/锐器伤		烧烫伤	
	例次	构成比/%	例次	构成比/%	例次	构成比/%	例次	构成比/%	例次	构成比/%	例次	构成比/%	例次	构成比/%
工作	192 846	11.95	3 229	1.36	63 578	9.63	59 587	30.63	459	38.28	40 401	25.07	6 011	18.56
家务	171 274	10.61	443	0.19	81 116	12.29	19 080	9.81	130	10.84	37 601	23.34	9 323	28.79
学习	20 639	1.28	183	0.08	9 213	1.40	4 798	2.47	7	0.58	2 443	1.52	365	1.13
体育活动	69 867	4.33	692	0.29	52 335	7.93	8 473	4.36	22	1.83	1 590	0.99	216	0.67
休闲活动	588 288	36.45	19 292	8.14	261 496	39.61	66 677	34.28	468	39.03	47 611	29.55	11 694	36.11
生命活动	172 355	10.68	5 661	2.39	66 145	10.02	19 455	10.00	62	5.17	24 165	15.00	3 354	10.36
驾、乘交通工具	214 444	13.29	185 706	78.32	24 609	3.73	2 286	1.18	12	1.00	560	0.35	153	0.47
步行	128 736	7.98	20 638	8.70	89 231	13.52	5 220	2.68	15	1.25	3 413	2.12	229	0.71
其他	14 436	0.89	249	0.11	4 485	0.68	4 165	2.14	5	0.42	1 080	0.67	225	0.69
不清楚	41 033	2.54	1 007	0.42	7 932	1.19	4 770	2.45	19	1.58	2 271	1.41	816	2.51
合计	1 613 918	100.00	237 100	100.00	660 140	100.00	194 511	100.00	1 199	100.00	161 135	100.00	32 386	100.00

第三章 伤害事件基本情况

表 13（续）

发生时活动	窒息/悬吊 例次	窒息/悬吊 构成比/%	溺水 例次	溺水 构成比/%	中毒 例次	中毒 构成比/%	动物伤 例次	动物伤 构成比/%	性侵犯 例次	性侵犯 构成比/%	其他 例次	其他 构成比/%	不清楚 例次	不清楚 构成比/%
工作	36	0.67	16	5.99	646	2.83	4 579	2.20	5	5.21	11 953	20.24	2 346	7.47
家务	60	1.12	8	3.00	1 167	5.11	15 873	7.61	7	7.29	4 837	8.19	1 629	5.19
学习	12	0.22	1	0.37	118	0.52	1 217	0.58	5	5.21	1 914	3.24	363	1.16
体育活动	40	0.75	12	4.49	73	0.32	3 142	1.51	3	3.13	2 665	4.51	604	1.92
休闲活动	886	16.60	135	50.56	9 204	40.32	150 337	72.12	50	52.08	16 182	27.40	4 256	13.55
生命活动	4 230	79.27	34	12.73	9 737	42.65	21 576	10.35	9	9.38	15 437	26.14	2 490	7.93
驾、乘交通工具	14	0.26	10	3.75	41	0.18	293	0.14	0	0.00	576	0.98	184	0.59
步行	11	0.21	20	7.49	84	0.37	7 817	3.75	4	4.17	1 695	2.87	359	1.14
其他	9	0.17	15	5.62	631	2.76	953	0.46	6	6.25	2 512	4.25	101	0.32
不清楚	38	0.73	16	6.00	1 127	4.94	2 673	1.28	7	7.28	1 285	2.18	19 072	60.73
合计	5 336	100.00	267	100.00	22 828	100.00	208 460	100.00	96	100.00	59 056	100.00	31 404	100.00

3. 伤害意图

表14 2022年全国伤害监测系统不同伤害原因病例伤害意图构成

伤害意图	合计		道路交通伤害		跌倒/坠落		钝器伤		火器伤		刀/锐器伤		烧烫伤	
	例次	构成比/%	例次	构成比/%	例次	构成比/%	例次	构成比/%	例次	构成比/%	例次	构成比/%	例次	构成比/%
非故意（意外事故）	1 549 465	96.01	235 970	99.52	655 827	99.35	160 955	82.75	1 174	97.91	155 630	96.58	32 178	99.36
自残/自杀	6 573	0.41	132	0.06	497	0.08	331	0.17	7	0.58	1 784	1.11	25	0.08
故意（暴力/攻击）	46 410	2.86	367	0.15	2 380	0.36	32 528	16.72	15	1.25	3 357	2.08	51	0.16
不清楚	11 060	0.69	623	0.26	1 325	0.20	675	0.35	2	0.17	343	0.21	124	0.38
其他	410	0.03	8	0.01	111	0.01	22	0.01	1	0.09	21	0.02	8	0.02
合计	1 613 918	100.00	237 100	100.00	660 140	100.00	194 511	100.00	1 199	100.00	161 135	100.00	32 386	100.00

伤害意图	窒息/悬吊		溺水		中毒		动物伤		性侵犯		其他		不清楚	
	例次	构成比/%	例次	构成比/%	例次	构成比/%	例次	构成比/%	例次	构成比/%	例次	构成比/%	例次	构成比/%
非故意（意外事故）	5 248	98.35	213	79.78	18 249	79.94	207 312	99.45	0	0.00	52 439	88.80	24 270	77.28
自残/自杀	36	0.67	41	15.36	3 410	14.94	53	0.03	0	0.00	193	0.33	64	0.20
故意（暴力/攻击）	42	0.79	5	1.87	506	2.22	396	0.19	96	100.00	5 816	9.85	851	2.71
不清楚	10	0.19	6	2.25	625	2.74	670	0.32	0	0.00	473	0.80	6 184	19.69
其他	0	0.00	2	0.74	38	0.16	29	0.01	0	0.00	135	0.22	35	0.12
合计	5 336	100.00	267	100.00	22 828	100.00	208 460	100.00	96	100.00	59 056	100.00	31 404	100.00

第三章 伤害事件基本情况

4. 伤害性质

表 15 2022 年全国伤害监测系统不同伤害原因病例伤害性质构成

伤害性质	合计		道路交通伤害		跌倒/坠落		钝器伤		火器伤		刀/锐器伤		烧烫伤	
	例次	构成比/%	例次	构成比/%	例次	构成比/%	例次	构成比/%	例次	构成比/%	例次	构成比/%	例次	构成比/%
骨折	215 827	13.37	43 198	18.22	144 024	21.82	20 357	10.47	26	2.17	2 403	1.49	42	0.13
扭伤/拉伤	164 075	10.17	19 046	8.03	122 000	18.48	10 446	5.37	17	1.42	594	0.37	44	0.14
锐器伤/咬伤/开放伤	461 008	28.56	17 658	7.45	70 704	10.71	32 847	16.89	214	17.85	136 257	84.56	163	0.50
挫伤/擦伤	606 827	37.60	137 489	57.99	292 376	44.29	120 274	61.83	261	21.77	20 417	12.67	475	1.47
烧烫伤	32 380	2.01	136	0.06	441	0.07	115	0.06	398	33.19	71	0.04	30 229	93.34
脑震荡/脑挫裂伤	45 068	2.79	14 797	6.24	21 977	3.33	6 291	3.23	10	0.83	297	0.18	40	0.12
内脏器官伤	33 601	2.08	2 256	0.95	1 839	0.28	1 412	0.73	23	1.92	321	0.20	1 236	3.82
其他	37 599	2.33	1 546	0.65	4 262	0.65	1 917	0.99	97	8.09	463	0.29	78	0.24
不清楚	17 533	1.09	974	0.41	2 517	0.37	852	0.44	153	12.76	312	0.20	79	0.24
合计	1 613 918	100.00	237 100	100.00	660 140	100.00	194 511	100.00	1 199	100.00	161 135	100.00	32 386	100.00

伤害性质	窒息/悬吊		溺水		中毒		动物伤		性侵犯		其他		不清楚	
	例次	构成比/%	例次	构成比/%	例次	构成比/%	例次	构成比/%	例次	构成比/%	例次	构成比/%	例次	构成比/%
骨折	14	0.26	10	3.75	34	0.15	157	0.08	2	2.08	2 832	4.80	2 728	8.69
扭伤/拉伤	26	0.49	11	4.12	54	0.24	309	0.15	4	4.17	6 972	11.81	4 552	14.49
锐器伤/咬伤/开放伤	138	2.59	11	4.12	367	1.61	196 070	94.06	12	12.50	3 872	6.56	2 695	8.58
挫伤/擦伤	946	17.73	19	7.12	148	0.65	6 868	3.29	56	58.33	17 823	30.18	9 675	30.81
烧烫伤	3	0.06	3	1.12	22	0.10	571	0.27	0	0.00	245	0.41	146	0.46
脑震荡/脑挫裂伤	6	0.11	6	2.25	87	0.38	46	0.02	1	1.04	1 025	1.74	485	1.54
内脏器官伤	571	10.70	122	45.69	16 136	70.69	205	0.10	3	3.13	8 985	15.21	492	1.57
其他	2 682	50.26	63	23.60	5 025	22.01	3 424	1.64	14	14.58	16 676	28.24	1 352	4.31
不清楚	950	17.80	22	8.23	955	4.17	810	0.39	4	4.17	626	1.06	9 279	29.55
合计	5 336	100.00	267	100.00	22 828	100.00	208 460	100.00	96	100.00	59 056	100.00	31 404	100.00

5. 伤害部位

表16 2022年全国伤害监测系统不同伤害原因病例伤害部位构成

伤害部位	合计 例次	合计 构成比/%	道路交通伤害 例次	道路交通伤害 构成比/%	跌倒/坠落 例次	跌倒/坠落 构成比/%	钝器伤 例次	钝器伤 构成比/%	火器伤 例次	火器伤 构成比/%	刀/锐器伤 例次	刀/锐器伤 构成比/%	烧烫伤 例次	烧烫伤 构成比/%
头部	408 192	25.29	57 676	24.33	172 467	26.13	80 411	41.34	705	58.80	34 469	21.39	5 932	18.32
上肢	477 767	29.60	29 409	12.40	142 055	21.52	54 201	27.87	266	22.19	92 014	57.10	11 333	34.99
下肢	399 937	24.78	65 190	27.49	207 457	31.43	29 041	14.93	91	7.59	27 158	16.85	8 494	26.23
躯干	172 487	10.69	35 615	15.02	96 824	14.67	17 627	9.06	33	2.75	2 690	1.67	2 222	6.86
多部位	99 784	6.18	42 633	17.98	32 130	4.87	8 759	4.50	52	4.34	1 483	0.92	3 183	9.83
全身广泛受伤	21 797	1.35	4 231	1.78	2 173	0.33	811	0.42	12	1.00	126	0.08	510	1.57
其他	24 933	1.54	2 125	0.90	6 091	0.92	3 488	1.79	36	3.00	3 117	1.93	535	1.65
不清楚	9 021	0.57	221	0.10	943	0.13	173	0.09	4	0.33	78	0.06	177	0.55
合计	1 613 918	100.00	237 100	100.00	660 140	100.00	194 511	100.00	1 199	100.00	161 135	100.00	32 386	100.00

伤害部位	窒息/悬吊 例次	窒息/悬吊 构成比/%	溺水 例次	溺水 构成比/%	中毒 例次	中毒 构成比/%	动物伤 例次	动物伤 构成比/%	性侵犯 例次	性侵犯 构成比/%	其他 例次	其他 构成比/%	不清楚 例次	不清楚 构成比/%
头部	4 503	84.39	34	12.73	1 587	6.95	8 297	3.98	24	25.00	31 537	53.40	10 550	33.59
上肢	26	0.49	8	3.00	220	0.96	137 685	66.05	15	15.63	5 628	9.53	4 907	15.63
下肢	29	0.54	4	1.50	131	0.57	52 765	25.31	4	4.17	5 279	8.94	4 294	13.67
躯干	347	6.50	32	11.99	2 169	9.50	5 216	2.50	17	17.71	5 840	9.89	3 855	12.28
多部位	28	0.52	53	19.85	4 960	21.73	2 511	1.20	9	9.38	2 810	4.76	1 173	3.74
全身广泛受伤	157	2.94	89	33.33	11 693	51.22	311	0.15	4	4.17	1 507	2.55	173	0.55
其他	221	4.14	26	9.74	1 240	5.43	1 261	0.60	20	20.83	6 076	10.29	697	2.22
不清楚	25	0.48	21	7.86	828	3.64	414	0.21	3	3.11	379	0.64	5 755	18.32
合计	5 336	100.00	267	100.00	22 828	100.00	208 460	100.00	96	100.00	59 056	100.00	31 404	100.00

6. 伤害累及系统

表17 2022年全国伤害监测系统不同伤害原因病例伤害累及系统构成

伤害累及系统	合计		道路交通伤害		跌倒/坠落		钝器伤		火器伤		刀/锐器伤		烧烫伤	
	例次	构成比/%	例次	构成比/%	例次	构成比/%	例次	构成比/%	例次	构成比/%	例次	构成比/%	例次	构成比/%
中枢神经系统	174 160	10.79	37 720	15.91	80 036	12.12	32 119	16.51	161	13.43	5 962	3.70	1 490	4.60
呼吸系统	54 877	3.40	8 892	3.75	16 647	2.52	10 914	5.61	23	1.92	8 377	5.20	149	0.46
消化系统	42 706	2.65	2 283	0.96	6 792	1.03	3 280	1.69	7	0.58	9 187	5.70	141	0.44
泌尿生殖系统	5 112	0.32	595	0.25	2 008	0.30	1 364	0.70	4	0.33	335	0.21	45	0.14
运动系统	926 821	57.43	133 007	56.10	414 591	62.80	88 938	45.72	405	33.78	99 313	61.63	16 848	52.02
多系统	62 696	3.88	16 989	7.17	19 695	2.98	5 134	2.64	54	4.50	1 606	1.00	2 043	6.31
其他	292 095	18.10	33 425	14.10	99 914	15.14	48 610	24.99	449	37.45	30 831	19.13	10 459	32.29
不清楚	55 451	3.43	4 189	1.76	20 457	3.11	4 152	2.14	96	8.01	5 524	3.43	1 211	3.74
合计	1 613 918	100.00	237 100	100.00	660 140	100.00	194 511	100.00	1 199	100.00	161 135	100.00	32 386	100.00

伤害累及系统	窒息/悬吊		溺水		中毒		动物伤		性侵犯		其他		不清楚	
	例次	构成比/%	例次	构成比/%	例次	构成比/%	例次	构成比/%	例次	构成比/%	例次	构成比/%	例次	构成比/%
中枢神经系统	69	1.29	34	12.73	3 720	16.30	4 109	1.97	12	12.50	6 471	10.96	2 257	7.19
呼吸系统	3 829	71.76	72	26.97	327	1.43	522	0.25	2	2.08	3 284	5.56	1 839	5.86
消化系统	1 010	18.93	9	3.37	6 289	27.55	291	0.14	3	3.13	11 730	19.86	1 684	5.36
泌尿生殖系统	2	0.04	1	0.37	40	0.18	121	0.06	33	34.38	402	0.68	162	0.52
运动系统	89	1.67	23	8.61	539	2.36	148 208	71.10	15	15.63	13 355	22.61	11 490	36.59
多系统	141	2.64	110	41.20	11 135	48.78	2 590	1.24	10	10.42	2 123	3.59	1 066	3.39
其他	83	1.56	10	3.75	279	1.22	41 138	19.73	19	19.79	19 963	33.80	6 915	22.02
不清楚	113	2.11	8	3.00	499	2.18	11 481	5.51	2	2.07	1 728	2.94	5 991	19.08
合计	5 336	100.00	267	100.00	22 828	100.00	208 460	100.00	96	100.00	59 056	100.00	31 404	100.00

7. 伤害严重程度

表18 2022年全国伤害监测系统不同伤害原因病例伤害严重程度构成

伤害严重程度	合计		道路交通伤害		跌倒/坠落		钝器伤		火器伤		刀/锐器伤		烧烫伤	
	例次	构成比/%	例次	构成比/%	例次	构成比/%	例次	构成比/%	例次	构成比/%	例次	构成比/%	例次	构成比/%
轻度	1 241 272	76.91	165 961	70.00	480 111	72.73	155 211	79.80	733	61.13	128 808	79.94	24 298	75.03
中度	343 871	21.31	62 580	26.39	168 399	25.51	37 590	19.33	437	36.45	30 869	19.16	7 380	22.79
重度	28 775	1.78	8 559	3.61	11 630	1.76	1 710	0.87	29	2.42	1 458	0.90	708	2.18
合计	1 613 918	100.00	237 100	100.00	660 140	100.00	194 511	100.00	1 199	100.00	161 135	100.00	32 386	100.00

伤害严重程度	窒息/悬吊		溺水		中毒		动物伤		性侵犯		其他		不清楚	
	例次	构成比/%	例次	构成比/%	例次	构成比/%	例次	构成比/%	例次	构成比/%	例次	构成比/%	例次	构成比/%
轻度	4 972	93.18	107	40.07	12 578	55.10	191 472	91.85	75	78.13	50 043	84.74	26 903	85.67
中度	289	5.42	89	33.33	8 679	38.02	14 898	7.15	19	19.79	8 416	14.25	4 226	13.46
重度	75	1.40	71	26.60	1 571	6.88	2 090	1.00	2	2.08	597	1.01	275	0.87
合计	5 336	100.00	267	100.00	22 828	100.00	208 460	100.00	96	100.00	59 056	100.00	31 404	100.00

8. 伤害结局

表19 2022年全国伤害监测系统不同伤害原因病例伤害结局构成

伤害结局	合计		道路交通伤害		跌倒/坠落		钝器伤		火器伤		刀/锐器伤		烧烫伤	
	例次	构成比/%	例次	构成比/%	例次	构成比/%	例次	构成比/%	例次	构成比/%	例次	构成比/%	例次	构成比/%
处理后离院	1 387 706	85.98	179 619	75.76	556 970	84.37	175 005	89.97	1 040	86.74	146 721	91.05	27 507	84.93
留观	39 443	2.44	8 085	3.41	13 438	2.04	3 100	1.59	25	2.09	2 402	1.49	580	1.79
转院	8 670	0.54	2 170	0.92	3 588	0.54	927	0.48	11	0.92	692	0.43	135	0.42
住院	173 630	10.76	46 259	19.51	84 199	12.75	14 979	7.70	120	10.01	11 103	6.89	4 114	12.70
死亡	859	0.05	388	0.16	234	0.04	50	0.03	1	0.08	26	0.02	12	0.04
其他	3 610	0.23	579	0.24	1 711	0.26	450	0.23	2	0.16	191	0.12	38	0.12
合计	1 613 918	100.00	237 100	100.00	660 140	100.00	194 511	100.00	1 199	100.00	161 135	100.00	32 386	100.00

伤害结局	窒息/悬吊		溺水		中毒		动物伤		性侵犯		其他		不清楚	
	例次	构成比/%	例次	构成比/%	例次	构成比/%	例次	构成比/%	例次	构成比/%	例次	构成比/%	例次	构成比/%
处理后离院	5 020	94.08	104	38.95	11 678	51.16	201 814	96.81	88	91.67	53 027	89.79	29 113	92.70
留观	79	1.48	21	7.87	5 979	26.19	3 592	1.72	3	3.13	1 584	2.68	555	1.77
转院	10	0.19	11	4.12	479	2.10	136	0.07	0	0.00	411	0.70	100	0.32
住院	199	3.73	87	32.58	4 522	19.81	2 873	1.38	4	4.17	3 660	6.20	1 511	4.81
死亡	25	0.47	40	14.98	47	0.21	0	0.00	0	0.00	25	0.04	11	0.04
其他	3	0.05	4	1.50	123	0.53	45	0.02	1	1.03	349	0.59	114	0.36
合计	5 336	100.00	267	100.00	22 828	100.00	208 460	100.00	96	100.00	59 056	100.00	31 404	100.00

二、伤害发生时间

表20　2022年全国伤害监测系统病例分城乡的伤害发生月份构成

伤害发生月份	合计		城市		农村	
	例次	构成比/%	例次	构成比/%	例次	构成比/%
1月	134 013	8.30	103 906	8.62	30 107	7.38
2月	113 560	7.04	85 236	7.07	28 324	6.94
3月	139 847	8.67	106 480	8.83	33 367	8.18
4月	135 618	8.40	103 703	8.60	31 915	7.82
5月	155 262	9.62	117 044	9.71	38 218	9.37
6月	160 404	9.94	120 892	10.03	39 512	9.68
7月	158 882	9.84	117 262	9.72	41 620	10.20
8月	149 336	9.25	108 806	9.02	40 530	9.93
9月	141 558	8.77	103 333	8.57	38 225	9.37
10月	129 504	8.02	93 835	7.78	35 669	8.74
11月	117 768	7.30	87 479	7.25	30 289	7.42
12月	78 166	4.85	57 897	4.80	20 269	4.97
合计	1 613 918	100.00	1 205 873	100.00	408 045	100.00

三、伤害发生地点

表21　2022年全国伤害监测系统病例分城乡的伤害发生地点构成

伤害发生地点	合计		城市		农村	
	例次	构成比/%	例次	构成比/%	例次	构成比/%
家中	632 559	39.19	467 845	38.80	164 714	40.37
公共居住场所	199 858	12.38	165 707	13.74	34 151	8.37
学校与公共场所	111 788	6.93	81 515	6.76	30 273	7.42
体育和运动场所	44 427	2.75	35 057	2.91	9 370	2.30
公路/街道	372 344	23.07	270 995	22.47	101 349	24.84
贸易和服务场所	66 213	4.10	53 066	4.40	13 147	3.22
工业和建筑场所	129 471	8.02	92 050	7.63	37 421	9.17
农场/农田	26 090	1.62	10 019	0.83	16 071	3.94
其他	2 751	0.17	2 203	0.18	548	0.13
不清楚	28 417	1.77	27 416	2.28	1 001	0.24
合计	1 613 918	100.00	1 205 873	100.00	408 045	100.00

四、伤害发生时的活动

表 22　2022 年全国伤害监测系统病例分城乡、性别的伤害发生时的活动构成

伤害发生时的活动	合计		城市		农村	
	例次	构成比 /%	例次	构成比 /%	例次	构成比 /%
男性						
工作	151 696	16.04	105 953	15.09	45 743	18.79
家务	83 478	8.83	54 897	7.82	28 581	11.74
学习	14 415	1.52	11 989	1.71	2 426	1.00
体育活动	49 853	5.27	38 742	5.52	11 111	4.56
休闲活动	330 113	34.91	267 643	38.12	62 470	25.66
生命活动	93 923	9.93	65 800	9.37	28 123	11.55
驾、乘交通工具	122 058	12.91	79 218	11.28	42 840	17.59
步行	67 547	7.14	50 099	7.14	17 448	7.17
其他	8 158	0.86	5 769	0.82	2 389	0.98
不清楚	24 328	2.59	21 964	3.13	2 364	0.96
合计	945 569	100.00	702 074	100.00	243 495	100.00
女性						
工作	41 150	6.16	28 176	5.59	12 974	7.88
家务	87 796	13.14	59 092	11.73	28 704	17.44
学习	6 224	0.93	5 070	1.01	1 154	0.70
体育活动	20 014	2.99	16 125	3.20	3 889	2.36
休闲活动	258 175	38.63	213 203	42.32	44 972	27.33
生命活动	78 432	11.74	55 109	10.94	23 323	14.17
驾、乘交通工具	92 386	13.82	61 169	12.14	31 217	18.97
步行	61 189	9.16	45 923	9.12	15 266	9.28
其他	6 278	0.94	4 773	0.95	1 505	0.91
不清楚	16 705	2.49	15 159	3.00	1 546	0.96
合计	668 349	100.00	503 799	100.00	164 550	100.00
合计						
工作	192 846	11.95	134 129	11.12	58 717	14.39
家务	171 274	10.61	113 989	9.45	57 285	14.04
学习	20 639	1.28	17 059	1.41	3 580	0.88
体育活动	69 867	4.33	54 867	4.55	15 000	3.68
休闲活动	588 288	36.45	480 846	39.88	107 442	26.33

表 22（续）

伤害发生时的活动	合计		城市		农村	
	例次	构成比 /%	例次	构成比 /%	例次	构成比 /%
生命活动	172 355	10.68	120 909	10.03	51 446	12.61
驾、乘交通工具	214 444	13.29	140 387	11.64	74 057	18.15
步行	128 736	7.98	96 022	7.96	32 714	8.02
其他	14 436	0.89	10 542	0.87	3 894	0.95
不清楚	41 033	2.54	37 123	3.08	3 910	0.96
合计	1 613 918	100.00	1 205 873	100.00	408 045	100.00

五、伤害意图

表 23　2022 年全国伤害监测系统病例分城乡、性别的伤害意图构成

伤害意图	合计		城市		农村	
	例次	构成比 /%	例次	构成比 /%	例次	构成比 /%
男性						
非故意（意外事故）	905 503	95.76	669 787	95.40	235 716	96.81
自残 / 自杀	2 687	0.28	2 035	0.29	652	0.27
故意（暴力 / 攻击）	30 615	3.24	23 966	3.41	6 649	2.73
不清楚	6 537	0.69	6 093	0.87	444	0.18
其他	227	0.03	193	0.03	34	0.01
合计	945 569	100.00	702 074	100.00	243 495	100.00
女性						
非故意（意外事故）	643 962	96.35	483 962	96.06	160 000	97.23
自残 / 自杀	3 886	0.58	2 903	0.58	983	0.60
故意（暴力 / 攻击）	15 795	2.36	12 489	2.48	3 306	2.01
不清楚	4 523	0.68	4 282	0.85	241	0.15
其他	183	0.03	163	0.03	20	0.01
合计	668 349	100.00	503 799	100.00	164 550	100.00
合计						
非故意（意外事故）	1 549 465	96.01	1 153 749	95.68	395 716	96.98
自残 / 自杀	6 573	0.39	4 938	0.41	1 635	0.40
故意（暴力 / 攻击）	46 410	2.88	36 455	3.02	9 955	2.44
不清楚	11 060	0.69	10 375	0.86	685	0.17
其他	410	0.03	356	0.03	54	0.01
合计	1 613 918	100.00	1 205 873	100.00	408 045	100.00

表 24 2022 年全国伤害监测系统病例分年龄的伤害意图构成

年龄组/岁	合计		非故意		自残/自杀		故意（暴力、攻击）		不清楚		其他	
	例次	构成比/%	例次	构成比/%	例次	构成比/%	例次	构成比/%	例次	构成比/%	例次	构成比/%
0	5 025	100.00	4 979	99.08	0	0.00	9	0.18	36	0.72	1	0.02
1~4	103 408	100.00	102 200	98.83	0	0.00	343	0.33	834	0.81	31	0.03
5~9	124 763	100.00	122 184	97.93	41	0.03	1 529	1.23	989	0.79	20	0.02
10~14	97 587	100.00	93 153	95.46	391	0.40	3 444	3.53	578	0.59	21	0.02
15~19	88 691	100.00	82 460	92.97	1 147	1.29	4 460	5.03	601	0.68	23	0.03
20~24	102 329	100.00	96 823	94.62	740	0.72	3 925	3.84	812	0.79	29	0.03
25~29	122 414	100.00	115 861	94.65	742	0.61	4 877	3.98	907	0.74	27	0.02
30~34	146 955	100.00	138 664	94.36	717	0.49	6 406	4.36	1 135	0.77	33	0.02
35~39	123 453	100.00	116 879	94.67	497	0.41	5 154	4.17	887	0.72	36	0.03
40~44	104 957	100.00	100 059	95.33	380	0.37	3 782	3.60	716	0.68	20	0.02
45~49	113 060	100.00	108 456	95.93	362	0.32	3 474	3.07	735	0.65	33	0.03
50~54	131 658	100.00	127 037	96.49	357	0.26	3 498	2.66	732	0.56	34	0.03
55~59	113 477	100.00	109 891	96.84	319	0.28	2 531	2.23	706	0.62	30	0.03
60~64	61 824	100.00	60 147	97.29	166	0.26	1 143	1.85	352	0.57	16	0.03
65~69	63 194	100.00	61 641	97.54	221	0.35	946	1.50	369	0.58	17	0.03
70~74	44 193	100.00	43 229	97.82	191	0.43	504	1.14	256	0.58	13	0.03
75~79	28 016	100.00	27 501	98.16	125	0.45	214	0.76	166	0.59	10	0.04
80~84	20 355	100.00	20 009	98.30	105	0.52	102	0.50	129	0.63	10	0.05
85~	18 559	100.00	18 292	98.56	72	0.39	69	0.37	120	0.65	6	0.03
合计	1 613 918	100.00	1 549 465	96.01	6 573	0.39	46 410	2.88	11 060	0.69	410	0.03

第四章

伤害相关临床特征

一、伤害部位

表 25　2022 年全国伤害监测系统病例分性别、是否死亡的伤害部位构成

伤害部位	合计						男性						女性					
	合计		非死亡		死亡		合计		非死亡		死亡		合计		非死亡		死亡	
	例次	构成比 /%	例次	构成比 /%	例次	构成比 /%	例次	构成比 /%	例次	构成比 /%	例次	构成比 /%	例次	构成比 /%	例次	构成比 /%	例次	构成比 /%
头部	408 192	25.29	407 863	25.29	329	38.30	256 818	27.16	256 569	27.15	249	40.82	151 374	22.65	151 294	22.65	80	32.13
上肢	477 767	29.60	477 752	29.62	15	1.75	274 633	29.04	274 624	29.06	9	1.48	203 134	30.39	203 128	30.40	6	2.41
下肢	399 937	24.78	399 919	24.79	18	2.10	226 372	23.94	226 360	23.95	12	1.97	173 565	25.97	173 559	25.98	6	2.41
躯干	172 487	10.69	172 409	10.69	78	9.08	97 033	10.26	96 978	10.26	55	9.02	75 454	11.29	75 431	11.29	23	9.24
多部位	99 784	6.18	99 592	6.17	192	22.35	56 829	6.01	56 702	6.00	127	20.82	42 955	6.43	42 890	6.42	65	26.10
全身广泛受伤	21 797	1.35	21 620	1.34	177	20.61	13 053	1.38	12 934	1.37	119	19.51	8 744	1.31	8 686	1.30	58	23.29
其他	24 933	1.54	24 893	1.54	40	4.66	15 643	1.65	15 611	1.65	32	5.25	9 290	1.39	9 282	1.39	8	3.21
不清楚	9 021	0.57	9 011	0.56	10	1.15	5 188	0.55	5 181	0.55	7	1.15	3 833	0.57	3 830	0.57	3	1.20
合计	1 613 918	100.00	1 613 059	100.00	859	100.00	945 569	100.00	944 959	100.00	610	100.00	668 349	100.00	668 100	100.00	249	100.00

表 26　2022 年全国伤害监测系统病例分城乡的伤害部位构成

伤害部位	合计		城市		农村	
	例次	构成比 /%	例次	构成比 /%	例次	构成比 /%
头部	408 192	25.29	302 227	25.06	105 965	25.97
上肢	477 767	29.60	373 125	30.94	104 642	25.64
下肢	399 937	24.78	297 540	24.67	102 397	25.09
躯干	172 487	10.69	122 317	10.14	50 170	12.30
多部位	99 784	6.18	73 427	6.09	26 357	6.46
全身广泛受伤	21 797	1.35	13 869	1.15	7 928	1.94
其他	24 933	1.54	15 778	1.31	9 155	2.24
不清楚	9 021	0.56	7 590	0.63	1 431	0.35
合计	1 613 918	100.00	1 205 873	100.00	408 045	100.00

二、伤害性质

表 27　2022 年全国伤害监测系统病例分性别的伤害性质构成

伤害性质	合计		男性		女性	
	例次	构成比 /%	例次	构成比 /%	例次	构成比 /%
骨折	215 827	13.37	121 629	12.86	94 198	14.09
扭伤 / 拉伤	164 075	10.17	92 199	9.75	71 876	10.75
锐器伤 / 咬伤 / 开放伤	461 008	28.56	269 793	28.53	191 215	28.61
挫伤 / 擦伤	606 827	37.60	363 128	38.40	243 699	36.46
烧烫伤	32 380	2.01	18 233	1.93	14 147	2.12
脑震荡 / 脑挫裂伤	45 068	2.79	27 823	2.94	17 245	2.58
内脏器官伤	33 601	2.08	19 893	2.10	13 708	2.05
其他	37 599	2.33	22 593	2.39	15 006	2.25
不清楚	17 533	1.09	10 278	1.09	7 255	1.09
合计	1 613 918	100.00	945 569	100.00	668 349	100.00

三、伤害严重程度

表 28　2022 年全国伤害监测系统病例分城乡的伤害严重程度构成

伤害严重程度	合计		城市		农村	
	例次	构成比 /%	例次	构成比 /%	例次	构成比 /%
轻度	1 241 272	76.91	940 447	77.99	300 825	73.72
中度	343 871	21.31	246 166	20.41	97 705	23.94
重度	28 775	1.78	19 260	1.60	9 515	2.33
合计	1 613 918	100.00	1 205 873	100.00	408 045	100.00

四、伤害结局

表 29　2022 年全国伤害监测系统病例分性别的伤害结局构成

伤害结局	合计		男性		女性	
	例次	构成比 /%	例次	构成比 /%	例次	构成比 /%
处理后离院	1 387 706	85.98	810 026	85.67	577 680	86.43
留观	39 443	2.44	23 248	2.46	16 195	2.42
转院	8 670	0.54	5 461	0.58	3 209	0.48
住院	173 630	10.76	104 005	11.00	69 625	10.42
死亡	859	0.05	610	0.06	249	0.04
其他	3 610	0.22	2 219	0.23	1 391	0.21
合计	1 613 918	100.00	945 569	100.00	668 349	100.00

表 30　2022 年全国伤害监测系统病例分城乡的伤害结局构成

伤害结局	合计		城市		农村	
	例次	构成比 /%	例次	构成比 /%	例次	构成比 /%
处理后离院	1 387 706	85.98	1 050 296	87.10	337 410	82.69
留观	39 443	2.44	33 160	2.75	6 283	1.54
转院	8 670	0.54	4 057	0.34	4 613	1.13
住院	173 630	10.76	115 091	9.54	58 539	14.35
死亡	859	0.05	554	0.05	305	0.07
其他	3 610	0.22	2 715	0.23	895	0.22
合计	1 613 918	100.00	1 205 873	100.00	408 045	100.00